COMMENT AGISSENT

LES EAUX SALINES

ET EN PARTICULIER

LES EAUX DE SAINT-NECTAIRE

DANS

LE TRAITEMENT DE CORPS FIBREUX DE L'UTÉRUS

Par le Dr A. VERSEPUY

ANCIEN INTERNE DES HOPITAUX DE LA SEINE-INFÉRIEURE
MEMBRE DE LA SOCIÉTÉ DE MÉDECINE PRATIQUE
ET DE LA SOCIÉTÉ D'HYDROLOGIE MÉDICALE
MENTION HONORABLE DE L'ACADÉMIE DE MÉDECINE

(Concours pour le prix Capuron 1891)

———

PARIS

IMPRIMERIE F. LEVÉ

17, RUE CASSETTE, 7.

—

1892

LES EAUX SALINES

ET EN PARTICULIER

LES EAUX DE SAINT-NECTAIRE

DANS

LE TRAITEMENT DE CORPS FIBREUX DE L'UTÉRUS

Par le Dr A. VERSEPUY

ANCIEN INTERNE DES HOPITAUX DE LA SEINE-INFÉRIEURE
MEMBRE DE LA SOCIÉTÉ DE MÉDECINE PRATIQUE
ET DE LA SOCIÉTÉ D'HYDROLOGIE MÉDICALE
MENTION HONORABLE DE L'ACADÉMIE DE MÉDECINE

(Concours pour le prix Capuron 1891)

PARIS

IMPRIMERIE F. LEVÉ

17, RUE CASSETTE, 17.

1892

OUVRAGES DU MÊME AUTEUR :

I. — **La Périmétrite et son traitement.** (Thèse de Paris 1887).

— **Guide géographique et Médical** aux Eaux de St-Nectaire. Mont-Cornadore (Puy-de-Dôme) 1891.

Ouvrage orné de 16 gravures, ou phototypies d'une carte des chemins de fer et d'une carte d'excursions.

COMMENT AGISSENT

LES EAUX SALINES

ET EN PARTICULIER

LES EAUX DE SAINT-NECTAIRE

[DANS

LE TRAITEMENT DES CORPS FIBREUX DE L'UTÉRUS

Possédant un certain nombre d'observations de fibrômes de l'utérus guéris ou au moins très améliorés par les eaux salines, nous nous sommes demandé comment elles pouvaient agir, quelle était leur action intime sur l'organisme en général, et si ce n'était pas pour ainsi dire indirectement qu'elles avaient un effet salutaire sur ces productions pathologiques.

Nous avons dès lors cherché, dans leur composition chimique et leurs modes d'application, les raisons de leur action élective dans le cas qui nous intéresse.

Il y a là, comme en toute question d'hydrologie, deux points à considérer : l'état local et l'état général; c'est-à-dire deux indications de traitement : l'une qui s'adresse au fibrôme lui-même, l'autre à l'état constitutionnel, diathésique, duquel relève la tumeur. C'est qu'en effet aujourd'hui la nature diathésique de ces productions pathologiques est admise par la plupart des médecins et des chirurgiens, et nous nous servirons même de cette notion pour expliquer l'action de certaines eaux sur les fibrômes, qui ne sont, en somme, que des localisations utérines de la tendance fibrogène de la diathèse arthritique.

Forts de cette idée, nous pourrons aborder l'étude physiologique de chacun des principes des eaux salines les plus employées contre les fibrômes, et nous expliquer comment certains d'entre eux, n'agissant pas directement sur la tumeur, peuvent cependant en entraver le développement, en s'adressant à l'état constitutionnel, c'est-à-dire à la diathèse.

Nous laisserons de côté le traitement hydrothérapique ou purement externe, pour ne nous intéresser qu'aux modifications d'ordre purement chimique ou physiologique, que peuvent apporter dans la nutrition de la tumeur, en modifiant la circulation générale ou locale dont elle dépend, les éléments des eaux qui nous intéressent.

Ces éléments ou principes constituants sont :
Le chlorure de sodium.
Le chlorure de potassium.
Le chlorure de magnésium.
Les iodures alcalins.
Les brômures alcalins.
Le sulfate de soude.
Le sulfate de magnésie.
Le sulfate de potasse.
Le bicarbonate de soude.

Les Eaux, employées dans le traitement des fibrômes, ne renferment pas toutes d'ailleurs ces mêmes éléments, ni dans les mêmes proportions; mais nous verrons ainsi comment quelques-uns peuvent se suppléer, quand ils ne peuvent ajouter leurs actions.

Chlorure de sodium. — Le NaCl, indispensable à l'organisme, avec son action tonique et reconstituante, qui le recommande dans les cas de fibrômes hémorrhagiques, ou ayant fatigué, anémié les malades, doit être placé au premier rang parmi les éléments actifs des eaux, employées contre les fibrômes; et c'est même lui qui leur a valu leur nom d'eaux salines.

Nous avons dit que le chlorure de sodium a une action tonique et reconstituante, et sa diminution dans l'organisme peut entraîner de graves conséquences. On sait qu'il diminue beaucoup chez les diabétiques, qui retirent d'ailleurs grand avantage de l'emploi des eaux chlorurées sodiques. On sait encore que le diabète est une complication fréquente de fibrômes utérins, et qu'on le rencontre surtout chez les arthritiques obèses; il y a là une relation de plus en faveur de la théorie de l'étiologie arthritique des fibrômes. On attribue encore au chlorure de sodium une action laxative; mais quand il est pris à haute dose : et nous ne saurions lui attribuer spécialement l'effet de ce genre produit par l'ingestion de certaines eaux, qui renferment en outre des sulfates plus propres à provoquer le flux intestinal.

On le considère à bon droit comme le sel par excellence de toutes les sérosités et du sérum sanguin ; on doit donc le trouver dans le liquide des espaces lymphatiques ou séreux interfasciculaires de fibrômes, et on peut dès lors prévoir que son augmentation ou sa diminution dans ce liquide doit avoir un retentissement sur la nutrition et la composition des tissus qu'il imprègne. Si sa quantité augmente dans cette sérosité, dont la densité augmente proportionnellement, il doit nécessairement s'établir une exosmose de l'eau de constitution des éléments fibreux et musculaires, qui dès lors compromis dans leur existence se flétrissent, se dessèchent, s'indurent. En tout cas, sa présence depuis fort longtemps constatée dans les tissus fibreux et cartilagineux (sels des cartilages) (1), nous explique quelques phénomènes de leur transformation calcaire, par substitution de sels de chaux aux sels de soude ou de potasse, qui sont les sels constitutifs des éléments en question.

Chlorure de potassium. — Ce sel est par excellence celui du tissu musculaire, du tissu nerveux et des globules sanguins. Indépendamment de la quantité nécessaire à la constitution des éléments anatomiques, il a une action stimulante sur l'organisme plutôt qu'une action nutritive. On le considère généralement comme sudorifique, résolutif; mais il est d'autre part en très faible proportion dans les eaux minérales, ainsi que dans l'eau de mer, et doit moins agir que le chlorure de sodium qui s'y trouve si abondamment. Rapportons ici la présence du chlorure de sodium dans le sérum et les liquides séreux et plastiques, qui imprègnent les éléments du fibrôme, de celle du chlorure de potassium dans les

---

(1) Bergeret, Lyon médical, 1860.

fibres musculaires qui constituent les fibro-myômes. Il doit se passer au fond des tissus de la tumeur des phénomènes de décomposition chimique ; lorsque la proportion de chlorure de sodium, par exemple, augmente dans le sérum, il tend à se produire alors une substitution de chlorure de sodium au chlorure de potassium qui lui donne ses qualités vitales, et celle-ci, troublée alors dans sa nutrition, finit par mourir, par subir la dégénérescence graisseuse qui est la phase ordinaire des régressions du tissu de l'organisme, toutes les fois que surviennent des troubles dans la rénovation moléculaire des éléments.

Or on sait que les chlorures alcalins facilitent les oxydations intraorganiques à un haut degré, l'oxygène restant toujours sans action sur la plupart des corps organiques, graisses, glucoses, etc., s'il ne se trouve en présence de ces chlorures (1). On sait, d'autre part, que les alcalis (soude, potasse), par leurs composés, facilitent la saponification et l'oxydation ultérieure des graisses. Ne serait-ce pas dans certains cas le processus de la dégénérescence et de la résorption des fibro-myômes de l'utérus ?

Une fois la dégénérescence graisseuse effectuée sous l'influence des troubles nutritifs des éléments (Simpson a cité des cas authentiques de cette dégénérescence), la saponification survenant, la résorption de ces graines solubilisées s'effectuerait rapidement, soit par les vaisseaux sanguins, soit par les lymphatiques, dont Klebs a montré l'existence entre les faisceaux.

Mais il faut remarquer que la diminution de la

---

(1) BAUNIS, p. 174.

tumeur ou son ramollissement commence toujours par la périphérie : le noyau central, plus dense, donnerait l'impression d'une induration du néoplasme, ce qui prouve une fois de plus que la périphérie du fibrôme est la partie directement en contact avec les sucs nourriciers ou modificateurs par l'intermédiaire de la circulation.

Chlorure de magnésium. — Ce chlorure est plus excitant que le précédent : il purge et paraît pousser aux hypersécrétions (Lebert). Son action est à rapprocher de celle du chlorure de calcium, qui agirait cependant davantage sur les glandes lymphatiques.

Comme tous ces chlorures alcalins s'éliminent en général par les divers mucus, nasal, buccal, utérin, outre les émonctoires plus ordinaires, les reins et la peau, nous pourrions voir une dérivation heureuse dans leur élimination par le mucus utérin sur la muqueuse utérine, capable peut-être de calmer ou de modifier la tendance inflammatoire qu'elle présente toujours en cas de fibrôme.

Iodures alcalins. — Quant aux iodures alcalins ils ne se trouvent pas au même titre dans les eaux minérales. C'est l'iodure de sodium qui domine. Leur action peut, en somme, être rapprochée : à cela près, l'iodure de sodium semble agir davantage sur le système nerveux, et il s'élimine moins vite de l'organisme que l'iodure de potassium. Gubler dit qu'ils accélèrent les mouvements de dénutrition, et détruisent les matériaux adipeux. Ils seraient en ceci adjuvants des chlorures alcalins sur les graisses, dans le cas de dégénérescence graisseuse des fibrômes. Ce sont des excitants généraux : le pouls, sous leur action devient plus fréquent, et les capillaires se dilatent.

Mais si, d'une part, grâce à cette action stimulante, ils semblent· résoudre les produits plastiques nouvellement formés, ils paraissent parfois avoir activé la phlogose en vertu de laquelle se déposent les produits plastiques, où évoluent les éléments embryonnaires du tissu conjonctif, et amené dans les tumeurs un nouvel accroissement (1). Si cette dernière action ne se manifeste pas dans le traitement par les eaux salines en question, elle doit néanmoins rendre circonspect dans l'emploi concomitant de l'iodure de potassium, que recommandent quelques médecins dans le traitement des fibrômes.

Brômures alcalins. — Les brômures alcalins sont les plus importants. Le brômure de potassium doit être étudié le premier. Ils ont, comme le chlorure de sodium, la propriété d'être éminemment dialysables, ce qui fait qu'ils sont facilement absorbés par la peau (2) et les muqueuses.

Le brômure ralentit la circulation, réduit le développement des capillaires et paraît avoir une action sédative toute particulière sur les systèmes sympathiques sensitivo-moteur et vaso-moteur. Martin Damourette et Pelait ont montré les effets anesthésiques et paralytiques qu'il produit partout où il y a dans l'organisme un filet nerveux ou une fibre musculaire. Nous pourrions déduire une action directe sur les vaso-moteurs utérins et les nerfs nutritifs de

____

(1) GUBLER, Com. th. du Codex, p. 646.
(2) Gubler, *lot. cit.*

ces fibrômes, signalés par Astruc, Dupuytren, Bidder, Hertz (1). La nutrition de ces fibrômes se trouverait ainsi modifiée, troublée, et soit qu'il dut s'ensuivre une dégénérescence graisseuse, soit qu'il dût survenir quelque autre profonde modification, comme de l'œdème (ce qui est cependant peu probable), nous pourrions ainsi nous expliquer les résultats heureux rapportés par Simpson (2), qui n'attribuait même l'action des eaux salines, comme celles de Kreuznach, qu'au brômure qu'elles renferment.

Cet auteur finit même par n'administrer plus que le brômure de potassium à la dose de 25 à 30 centigrammes, trois fois par jour, pendant des mois, et il prétend s'en être bien trouvé. Quant à admettre avec lui une action tonique du brômure de potassium, cela ne nous paraît pas prouvé ; nous voulons bien l'admettre comme fondant, mais nous sommes disposes à lui refuser un rôle reconstituant.

Nous nous trouvons ici néanmoins en présence d'un corps ayant donné par son action isolée un effet manifeste de résolution de fibrômes, et nous devons en ceci le rapprocher du chlorure de sodium. Aussi bien, sans proscrire l'emploi de l'eau salée simple dans le traitement des fibôrmes, ne saurions-nous trop recommander l'emploi de l'eau de mer artificielle, que nous proscrivons quelquefois, et où ces deux agents, qui nous paraissent les plus actifs au point de vue qui nous occupe, se trouvent réunis, toutes les fois que les malades ne peuvent faire la cure d'une station ou de la mer.

---

(1) Cités par Pozzi; *Tr. de gynécol.*
(2) *Clin. obstétr. et gynécol.*

C'est, en définitive, en stupéfiant à la longue la circulation utérine que le brômure de potassium compromet la nutrition du fibrôme.

Le brômure de sodium imprime une certaine activité au mouvement de désassimilation ou de décomposition organique ; il modère le rythme circulatoire, et facilite la résolution des exsudats, en s'opposant à l'hyperplasie. Il est fondant, résolutif et altérant ; il tient donc à la fois du brômure de potassium et de l'iodure de potassium.

En tout cas, Gubler dit que le brômure de potassium se décompose dans l'organisme en brômure de sodium et en chlorure de potassium ; les effets du premier devraient donc en partie être attribués au second. Néanmoins il faut noter que tous les agents stimulants ou capables d'augmenter l'éréthisme des capillaires, comme les boissons chaudes, la température élevée, sont des contre-indications. Ce qui doit par conséquent faire rejeter l'emploi des hautes températures dans les bains salins et marins, qu'on chauffe quelquefois, et les faire prendre à basse température ou froids. Il est à remarquer d'ailleurs que précisément toutes les eaux brômo-iodurées sont froides, ce qui s'explique encore par ce fait que de hautes températures décomposeraient les éléments en question.

Sulfates. — En général, les sulfates ont une action élective toute particulière sur l'intestin. Presque tous ceux, en effet, qu'on trouve dans les eaux minérales, sont purgatifs ; et si nous ne les trouvons à dose suffisante pour produire cet effet dans les eaux naturelles, nous ferons remarquer qu'ils se trouvent à haute dose dans les eaux mères, et que c'est elles surtout qu'on donne à l'intérieur ; qu'en tout cas, dans le traitement à domicile par l'eau salée simple, il est de règle de joindre la médication purgative au traitement salin.

Tous les corps examinés jusqu'ici avaient plus ou moins une action stimulante sur la circulation générale, et ne pouvaient, en quelque sorte, agir qu'indirectement sur la circulation utérine. Il n'en est plus de même avec les sulfates alcalins et terreux, qui modifient directement la circulation intestinale et pelvienne, par le mode indiqué plus loin. Le sulfate de soude, le sulfate de potasse ont, en définitive, la même action que le sulfate de magnésie. Ce dernier arrive dans l'intestin à un état de solution concentrée ; cette solution contient plus de sel que le plasma sanguin des capillaires de l'intestin : il aspire avec avidité l'eau de ce plasma ; il y a donc provocation de l'exosmose aqueuse à travers les parois des vaisseaux capillaires (Poiseuille), et le sulfate devient par là un purgatif hydragogue, abaissant par cette soustraction de liquide la tension sanguine dans l'étage pelvien, décongestionnant l'utérus et ses annexes, anémiant, pour ainsi dire, le fibrôme pendant un temps, rompant l'équilibre dans sa circulation. Cette décongestion est indéniable : et toutes les malades, que nous avons traitées par les eaux salines, en leur administrant soit des eaux-mères, soit des purgatifs salins, accusaient toujours un soulagement, un répit dans les douleurs sourdes ou les pesanteurs, qu'elles éprouvent le plus souvent de leur fibrôme.

Malheureusement, ce soulagement dure peu ; on

est obligé de recourir souvent aux purgatifs, et il vaut mieux donner encore, ou bien des eaux-mères qui se prennent chaque jour, ou bien notre eau de mer artificielle, qui se digère très bien, quand on y ajoute un peu de bicarbonate de soude. L'action, dans ce dernier cas, est lente, mais plus soutenue. C'est ce qui fait d'ailleurs la notoriété de La Motte et de Saint-Nectaire. Ces dernières eaux bicarbonatées rendront de grands services, quand il faudra joindre une action diurétique à l'action propre des sulfates alcalins, qui, d'ailleurs, sont légèrement diurétiques par eux-mêmes : car il en est toujours absorbé quelque peu ; mais ils ne sauraient à eux seuls répondre aux nécessités lithontriptiques qu'exigent les urates des arthritiques.

Bicarbonate de soude. — Ce sel agit d'une façon générale sur la nutrition comme les chlorures, dont nous avons déjà parlé. Il favorise dans le sang les combinaisons des matières organiques avec l'oxygène, et amènerait même une sorte de cachexie alcaline, en accroissant l'activité respiratoire, comme l'a indiqué M. Durand-Fardel (1), et en favorisant, qui plus est, la dissolution des hématies (2), qui cèdent leurs sels de potasse, pour les remplacer par des sels de soude, qui compromettent leur nutrition.

C'est le même fait que nous signalions tout à l'heure pour les échanges entre les sels des éléments musculaires et des sérosités. Heureusement, chez les arthritiques qui ont toujours quelque excès de

---

(1) *Th. thérap. des Eaux minérales*, 1883.
(2) C'est l'hypoglobulie.

réserves ou de résidus à brûler ou à éliminer, le bicarbonate de soude trouve son indication la plus naturelle.

Martineau (1) recommandait les eaux bicarbonatées sodiques simples, quand les malades présentaient des accidents arthritiques, et nous avons dû nous louer de l'emploi des eaux de Saint-Nectaire dans deux cas de fibrômes chez des malades qui avaient, l'une des coliques hépatiques, l'autre des graviers dans les urines. C'est un sel éminemment diurétique et dissolvant des urates. Nous avons adressé nos malades à Saint-Nectaire, où nous les avons même vûes en traitement, car nous voulions joindre chez elles l'action dissolvante résolutive des eaux salines sur les fibrômes au traitement général à diriger contre la diathèse arthritique. Nous n'hésiterons même jamais à recommander la réunion de ces deux médications, saline et bicarbonatée, toutes les fois que des accidents arthritiques plus ou moins sérieux, pressants, accompagneront les fibrômes, et c'est ici que Saint-Nectaire peut rendre de grands services.

M. Durand-Fardel insiste surtout sur le traitement des fibrômes par les eaux bicarbonatées sodiques, chez les anémiées et les débilitées par des hémorrhagies répétées. Il reproche aux eaux salines une tendance à provoquer les hémorrhagies, il les trouve trop congestives, et leur préfère les eaux bicarbonatées sodiques simples. Cependant la poussée congestive, dont on parle ici, et qui sur-

____

(1) *Trait. clin. des aff. de l'Utérus*, p. 282.

vient parfois au début du traitement par les eaux
salines, se présente presque toujours dans le traitement par les eaux bicarbonatées, et elle semble
plutôt due au changement de vie, de régime que les
malades subissent ; et d'ailleurs elle est très passa-
gère. En tout cas, les hémorrhagies ne nous ont pas
paru fréquentes dans les villes d'eaux salines, comme
elles devraient l'être, dans l'hypothèse de M. Durand-Fardel.

Mais nous reconnaissons avec lui une grande
supériorité des eaux bicarbonatées dans les cas
d'anémie profonde. Seulement, au lieu des bicarbonatées simples, nous recommandons les salines
mixtes, quand il faut remonter l'état général tout
en attaquant la lésion locale. Nous y sommes même
encore autorisé par ce fait que, de l'aveu de M. Durand-Fardel, les eaux bicarbonatées n'ont jamais
amené une diminution bien sensible de fibrômes,
tandis qu'on ne compte plus maintenant les cas de
disparition totale par les eaux salines. Il est donc
logique, dans tous les cas où on en trouve l'indi·
cation, de réunir les influences des eaux salines et
bicarbonatées.

Rappelons enfin que le bicarbonate de soude s'élimine, lui aussi, comme les chlorures alcalins, par
les sécrétions alcalines, et qu'il peut, comme eux,
avoir une influence sédative sur les métrites qui
accompagnent les fibrômes. Enfin, de même que
l'iodure de potassium, il passe pour résolutif et altérant dans certaines inflammations fibrineuses ;
mais c'est qu'alors on l'avait presque toujours as-
socié à l'iodure de potassium, et que, si l'effet fut
peut-être un peu plus rapide, c'est qu'on avait préa-

lablement ou concurremment modifié l'état général, la diathèse arthritique : c'est d'ailleurs chez des arthritiques et des rhumatisants chroniques qu'on l'avait recommandé. Ce n'est pas à un pouvoir fondant ou altérant que nous attribuons son influence sur les tissus graisseux ; il agit, dans ce cas, au même titre que les alcalins, comme nous l'avons montré tout à l'heure, en facilitant l'émulsion des graisses, s'il ne les saponifie pas, à proprement parler, comme les chlorures.

Rappelons que de Sinéty (1) préfère employer, chez les femmes obèses, les eaux bicarbonatées simples, et mieux encore les mixtes que les chlorurées fortes. Ces eaux bicarbonatées sodiques ont, en définitive, une action physiologique marquée sur les organes abdominaux (2), en augmentant l'activité des vaisseaux hémorrhoïdaux et utérins ; mais elles ne jouissent que d'une action relative sur les affections chroniques de l'utérus. Elles agissent plutôt sur l'état général que sur l'état local. Dans le traitement des fibrômes en particulier, elles agissent moins à l'intérieur qu'en douches lombaires ou vaginales (3).

Nous ne pouvons douter, après ce qui précède, que certains éléments des eaux salines, chlorurées sodiques, n'aient en eux la force nécessaire pour entraîner la dégénérescence des fibrômes. Loin, par conséquent, de blâmer les auteurs qui ont essayé de provoquer cette dégénérescence par d'autres procédés thérapeutiques, par l'administration de médi-

---

(1) *Tr. de Gynécol.*, p. 412.
(2) *Eau bicarb. sod.*, Dictionnaire Dechambre, p. 726.
(3) *Eaux bicarb. sod. fortes*, Dictionnaire Dechambre, p. 770.

caments appropriés, nous voyons au contraire, dans l'action des eaux et de leurs éléments, une justification de cette tentative.

Seulement, quand M. Guéniot, par exemple, recommandait, en 1872, les stéatogènes, pour provoquer la dégénérescence graisseuse des fibrômes, nous aurions voulu y voir joindre le traitement par les eaux salines, qui aurait aidé d'abord à l'action du médicament, et facilité ensuite la résorption des matières grasses.

Quant aux tentatives de calcification des fibrômes, par l'administration des sels de chaux, nous ne leur accordons pas grande confiance, au moins pendant la période d'activité génitale, et cette calcification d'ailleurs serait plutôt alors nuisible. Après cette période, à quoi bon la tenter, puisque c'est un des modes fréquents de terminaison des fibrômes chez les vieilles femmes ? Cette administration des sels de chaux, comme celle des stéatogènes sans traitement hydrominéral concomitant, est une tentative louable, sans doute, mais empirique : on agit à l'aveuglette, et rien ne prouve que, dans cette chasse à l'élément pathologique, on atteigne bien celui qu'on vise.

Nous venons de passer en revue les éléments des eaux salines, et leur action une fois introduits dans l'organisme ; nous nous sommes, pour ainsi dire, expliqué l'action interne de chacun d'eux. Ils perdent beaucoup d'intérêt dans les modes d'administration externe, où leur présence n'est en quelque sorte que peu importante dans les eaux, puisqu'il est aujourd'hui prouvé que leur température ou leur

mode d'application peuvent suppléer à leur minéralisation. Si nous obtenons, avec les mêmes eaux
dont nous avions étudié l'action physiologique
intime, des résultats heureux sur les fibrômes par
administration externe, c'est que leur minéralisation
agit comme le feraient des eaux très chaudes ou très
froides, ou des bains prolongés, c'est-à-dire, en pro-
voquant dans la circulation générale des troubles,
des changements d'équilibre profonds ; en attirant
violemment le sang à la périphérie, et abaissant la
tension centrale ; et qu'en applications abdominales
ou lombaires prolongées, elles amènent des perturba
tions de la circulation utérine analogues à celles
que nous avons signalées après l'administration
interne de quelques eaux, et qu'elles retentissent
ainsi sur la nutrition du fibrôme. On peut encore
y ajouter une action directe sur la fibre musculaire,
qui se contracte par les injections ou les applications
abdominales ; l'utérus peut en effet, dans ce cas, se
débarrasser de son fibrôme, en l'expulsant s'il est
interstitiel, et le rendre ainsi plus accessible à l'opé-
rateur, ou aux applications prolongées d'eaux salines.

Nous n'admettons d'ailleurs dans le traitement
des fibrômes par les eaux salines, que les applications locales, dont nous parlons ci-dessus, comme
adjuvant du traitement interne, et les injections.
Mais nous hésiterons toujours à appliquer l'hydro-
thérapie, les bains généraux, méthodes qui appor-
tent des troubles profonds de la circulation, auxquels
le cœur des fibromateuses si souvent malade serait
capable de ne pas résister. Nous trouvons donc, en
définitive, dans les éléments chimiques introduits
dans l'organisme par la médication interne, et dans

les applications externes locales, quelques raisons
suffisantes de régression des fibrômes sous l'influence des eaux salinés. Nous n'avons pas la pré-
tention de poser en règle les procédés d'action du
traitement sur la tumeur, ni surtout de dire que
celui-ci plutôt que celui-là doit être le procédé d'é-
lection. Il se peut que, suivannt les cas, l'un ou
l'autre se présente, et il va sans dire qu'il serait
difficile de s'en rendre compte. Nous étions livrés,
pour leur trouver une raison, à l'alternative des
hypothèses purement idéales, en acceptant les
influences mystérieuses dont parlent les auteurs, ou
bien les hypothèses s'appuyant sur des faits scien-
tifiques purement physiques ou chimiques, et les
seuls qui puissent être jamais démontrés par les
expériences. Nous avons tenté de donner des faits
de régression des fibrômes l'explication la plus plau-
sible, sans nous faire d'ailleurs d'illusions sur sa
valeur ; mais il nous reste au moins la satisfaction
d'avoir entrepris une tentative difficile dans l'état
actuel de nos connaissances de physiologie intime
des tissus, et nous ne pensons pas devoir par là
encourir de reproches : car nous avons l'espoir
d'avoir ouvert une voie à des recherches nouvelles,
en essayant de fouiller du regard dans les ténèbres.

Tout ce que nous venons de dire s'applique aux
eaux françaises de Saint-Nectaire, de Salies-de-
Béarn et de Salins. Mais, de ces trois stations, c'est
Saint-Nectaire qu'il nous a été donné d'étudier, et
qui fait la base de notre travail sur les eaux salines,
représentées spécialement par les seurces du Mont
Cornadore et du Rocher qui alimentent l'établis-
sment thermal du Mont-Cornadore.

SOURCE DU MONT-CORNADORE

— 41° —

Analyse Lefort & Willm

COMPOSITION POUR UN LITRE D'EAU

	Grammes
Acide carbonique libre	0,9644
Oxygène et Azote	traces
Chlorure de sodium	2,1464
Iode	0,0020
Soude	2,3011
Potasse	0,0646
Chaux	0,6480
Magnésie	0,4384
Oxyde de fer	0,0122
Sulfate de soude	0,1300
Phosphate de soude	0,0001
Alumine	0,0171
Acide silicique	0,1044
Matières organiques	traces
Lithine	0,0559
Arsenic trouvé par l'école des mines, 16 octobre 1877	0,0020
	6,8875

L'ANALYSE de la **Source du Rocher**, par F. GARRIGOU, a donné par litre, *Zinc*, 0,005 ; *Iode*, 0,005 ; *Mercure, Arsenic, Argent, Antimoine*, 0,080 ; *Ammoniaque*, 0005. Elle contient en plus les mêmes principes que la **Source du Mont-Cornadore.**